Varun Malhotra
Shivani Gupta
Monica Malhotra

Viva voz em fisiologia (prática)

Varun Malhotra
Shivani Gupta
Monica Malhotra

Viva voz em fisiologia (prática)

ScienciaScripts

Imprint

Cover image: www.ingimage.com

This book is a translation from the original published under ISBN 978-3-330-35211-7.

Publisher:
Sciencia Scripts
is a trademark of
Dodo Books Indian Ocean Ltd. and OmniScriptum S.R.L publishing group

120 High Road, East Finchley, London, N2 9ED, United Kingdom
Str. Armeneasca 28/1, office 1, Chisinau MD-2012, Republic of Moldova, Europe
Printed at: see last page
ISBN: 978-620-7-66587-7

Prefácio

O livro foi escrito para ajudar os estudantes de pós-graduação e MBBS a responder a perguntas no Viva Voce. Servirá como uma revisão rápida durante a preparação para os exames. Ajudará a desenvolver o hábito de investigação através de perguntas, a refletir sobre a aplicação da experiência e a criar um conceito do fenómeno fisiológico.

Os nossos melhores votos para os estudantes e leitores que utilizarão este livro.

CONTEÚDO:

Parte 1

Hematologia

CONTAGEM ABSOLUTA DE EOSINÓFILOS:-

Que.1 Qual é o valor normal do número absoluto de eosinófilos

O valor normal é 150-300/µL.

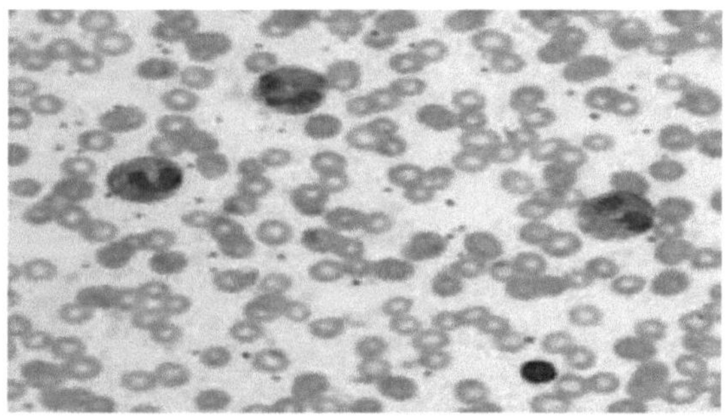

Que.2 Quais são as principais funções dos eosinófilos?

Resp. As funções dos eosinófilos são as seguintes

I. Fagocita o complexo de reação antigénio-anticorpo.
II. Os seus grânulos são lisossómicos na caraterística cter.
III. Tem um teor muito elevado de peroxidase.
IV. Limita:
    a) Reação antigénio-anticorpo
    b) O efeito de mediadores como a histamina e a bradicinina.

Que.3 Cite algumas condições em que ocorre eosinofilia e eosinopenia.

Resp. Eosinofilia: - Aumento do número de eosinófilos. As causas são

a) Doenças alérgicas como a asma brônquica
b) Infestações parasitárias, por exemplo, vermes
c) Doenças de pele

Eosinopenia: - Diminuição do número de eosinófilos. As causas são

a) Logo após a injeção de ACTH ou de corticosteróides
b) Síndrome de Cushing

Que.4. Explicar o significado clínico da contagem absoluta de eosinófilos.

Resp. A contagem absoluta ajuda a diagnosticar as várias doenças associadas a um aumento da contagem de eosinófilos [doenças alérgicas como a asma brônquica, infecções parasitárias associadas a vermes intestinais como ancilóstomos, vermes em fita, vermes redondos]

Que.5. o que acontece à contagem de eosinófilos em condições alérgicas?

Resp. A contagem de eosinófilos aumenta nas condições alérgicas.

Que.6. Cite algumas fases comuns da alergia em que a contagem de eosinófilos é elevada.

Asma brônquica, doenças de pele como urticária, eczema e sensibilidade alimentar, etc.

CONTAGEM DE RETICULÓCITOS:-

Que.1. Quais são os valores normais dos reticulócitos?

Adultos e crianças:

i. 0,2-2% [média 1%]
ii. Contagem absoluta: 24.000-84.000/μL

Bebés: 2-6%

Recém-nascido: 30-50%, diminui para 1-2% na primeira semana de vida.

Que.2 Indique as condições em que a contagem de reticulócitos é elevada.

Resp. Fisiológico: Recém-nascido, condições de hipóxia [altitude elevada], menstruação

Patológico: Hemorragia, anemia hemolítica, esferocitose hereditária, anemia falciforme, talassemia

Que.3 Como é que se distingue um reticulócito de uma hemácia e um reticulócito de um leucócito nesta experiência?

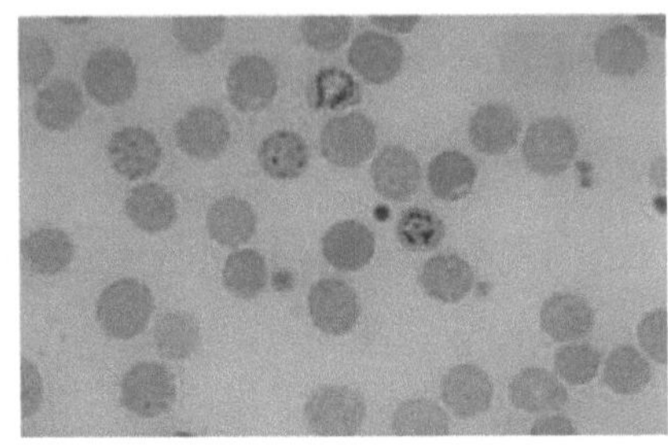

Resp. Um reticulócito :-

i. É um pouco maior do que a hemácia
ii. Contém um núcleo central de ARN que absorve as mancha.

Que.4. Qual é o significado clínico desta experiência?

A contagem de reticulócitos é efectuada nas seguintes situações

i. Avaliar a atividade de formação e libertação de glóbulos vermelhos da medula óssea.
ii. Todas as condições em que são esperadas contagens elevadas, por exemplo, anemias hemolíticas.

Que.5. Porque é que o nome da célula é reticulócito?

Resp. Os reticulócitos [8µm de diâmetro] são hemácias juvenis. Contêm grandes quantidades de restos de ribossomas e de ARN. Quimicamente, o retículo basófilo é ARN que é o remanescente do citoplasma das células precursoras.

Que.6. O que é a coloração vital e supravital? Em que é que difere da coloração de Leishman?

Resp. A coloração vital é um método especial de coloração utilizado para células vivas não fixadas, incluindo culturas de tecidos. Existem dois tipos de coloração vital

i. Coloração supravital:- É um método in vitro em que as células vivas são coradas por imersão numa solução corante.
ii. Coloração intravitam: - É um método in vivo em que o corante é injetado num organismo vivo para uma coloração selectiva.

Que.7 O que é que o termo "reticulocitose" indica funcionalmente?

Resp. A reticulocitose é observada fisiologicamente em recém-nascidos, em condições de hipoxia e durante a menstruação.

Que.8. Em que fase da eritropoese se encontra o reticulócito?

Resp. O normoblasto tardio [fase tardia] da eritropoese é o reticulócito.

VELOCIDADE DE SEDIMENTAÇÃO DE ERITRÓCITOS:-

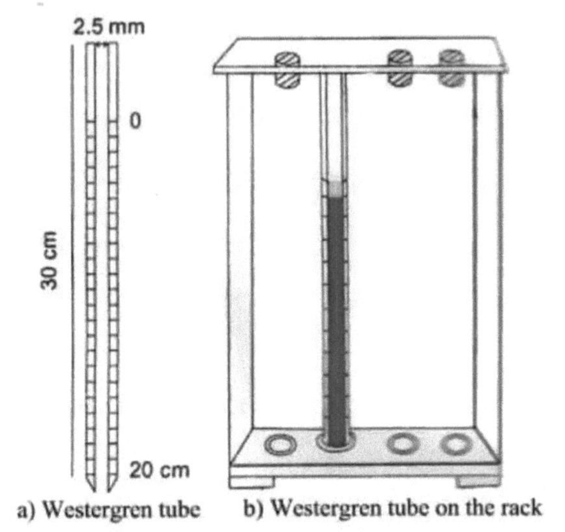

a) Westergren tube b) Westergren tube on the rack

Que.1 Enumerar vários factores que influenciam o processo de sedimentação.

Resp. Os factores que afectam o processo de sedimentação são

1. Formação de Rouleaux - ao aumentar a densidade e diminuir a área de superfície, aumenta a sedimentação das hemácias.
2. Viscosidade do plasma:- se aumentar, a sedimentação diminui [viscosidade da água: plasma: sangue:: 1:3:5]
3. A relação entre as células e o plasma [normal - 45:55], se alterada como na anemia, aumenta a formação de rouleaux e, consequentemente, a sedimentação das

hemácias.

4. Natureza do anticoagulante utilizado:- Os anticoagulantes líquidos, ao alterarem a relação célula-plasma, aumentam a VSG.

Que.2 Porque é que a leitura da VSG é efectuada no final da primeira hora?

Resp. Deve-se ao facto de, durante a primeira hora, mais de 95% das células se sedimentarem. O processo de sedimentação desenrola-se em três fases

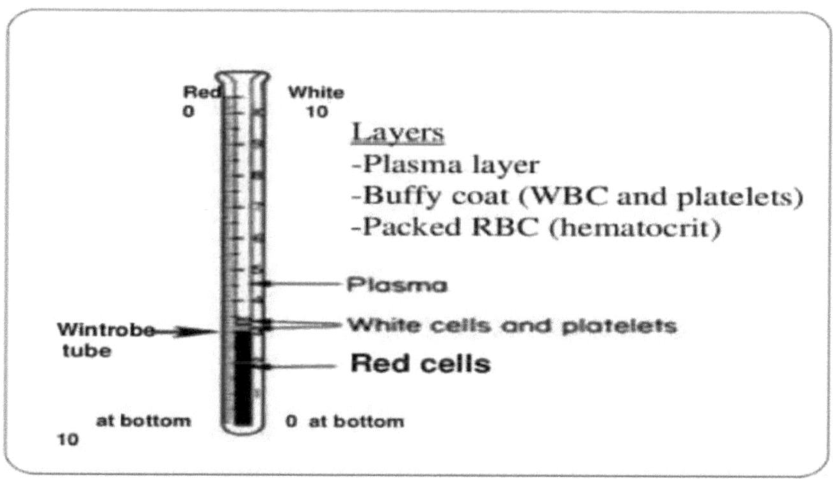

1. Fase 1 de cerca de 10 minutos, durante a qual ocorre a formação de rouleaux [empilhamento de hemácias] e a agregação.

2. Fase 2 de cerca de 40 minutos em que o afundamento dos agregados se efectua a uma velocidade constante.

3. Fase 3 de 10 minutos durante a qual as células agregadas se acumulam no fundo do tubo.

Que3. Indicar as variações de ESR?

Ans. <u>Variações fisiológicas</u>

1. Idade:- Valor mais baixo nos recém-nascidos porque a contagem de hemácias é maior.

2. Sexo :- Valor mais elevado nas mulheres devido à baixa contagem de hemácias

3. Gravidez:- A ESR aumenta à medida que o fibrinogénio aumenta durante a gravidez; isto aumenta a formação de rouleaux.
4. Temperatura :- Os valores da VSG são diretamente proporcionais à temperatura dentro dos limites fisiológicos. Actua diminuindo a viscosidade do sangue.

<u>Variações patológicas</u>

1. O aumento da taxa de sedimentação de eritrócitos é observado em situações associadas a lesões ou inflamação dos tecidos, sendo as condições mais comuns
   a) Anemia
   b) Qualquer estado tóxico ou infecioso
   c) Doenças malignas

d) Nefrose, uma vez que está associada a um aumento do fibrinogénio, a uma diminuição acentuada da albumina e a uma lipidemia acentuada que aumenta a globulina.
e) Traumatismo grave

2. A diminuição do valor da VSG verifica-se em:
   a) Policitemia
   b) Leucemia
   c) Anemia perniciosa
   d) Insuficiência cardíaca congestiva
   e) Choque proteico, por exemplo, queimaduras, desidratação
   f) Reacções alérgicas graves.

Que4. Qual é o significado clínico desta experiência?

Resp. 1. Os valores da VSG não têm qualquer utilidade diagnóstica, tendo apenas valor prognóstico. Por exemplo, se a VSG aumentar, indica a propagação de um processo de doença ativo no organismo.

2. a determinação da VSG é útil para acompanhar a evolução de doentes que sofrem de doenças crónicas, como a tuberculose pulmonar, a artrite reumatoide, o reumatismo, etc.

GRAVIDADE ESPECÍFICA DO SANGUE:-

Que.1. Definir gravidade específica.

Resp. É definida como a massa de qualquer volume de substância pela massa de um volume igual de água a 4° C.

Que.2 Indique os factores que afectam a gravidade específica do sangue>

Resp. A gravidade específica é afetada por

a) Contagem de hemácias
b) Concentração de hemoglobina
c) Proteínas plasmáticas d) Teor de água

Que.3 Quais são as condições fisiológicas e patológicas que afectam a gravidade específica do sangue?

Resp. <u>Factores fisiológicos:-</u> A SG do sangue é baixa nas mulheres, à tarde, durante a gravidez e após uma grande ingestão de água. É comparativamente elevada nos homens e à noite.

<u>Factores patológicos:-</u> A SG é elevada devido à perda de água, como vómitos e diarreia.

DETERMINAÇÃO DOS GRUPOS SANGUÍNEOS:-

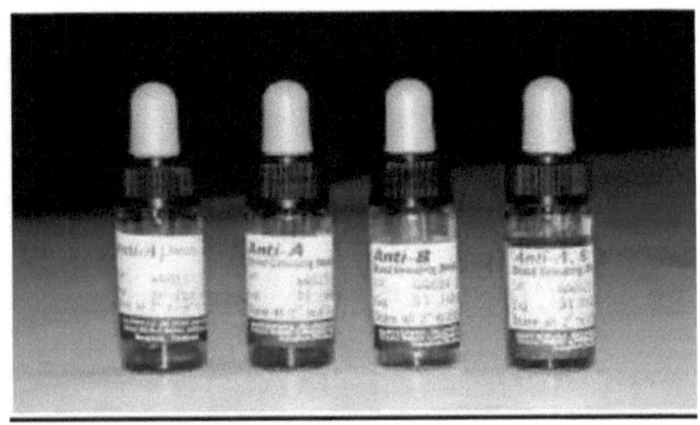

Que.1 Qual é a importância da tipagem sanguínea?

Resposta: A transfusão de sangue é um procedimento que salva vidas em todos os casos de perda grave de sangue e em anemias potencialmente fatais. No entanto, o sangue só pode ser administrado após a determinação do grupo sanguíneo, que é um requisito essencial antes de o sangue ser administrado a qualquer indivíduo. A determinação do grupo sanguíneo é também efectuada para resolver litígios de paternidade e outros fins médico-legais.

Que.2. Qual é a utilidade do controlo nesta experiência?

A suspensão de hemácias [ou seja, o controlo] é utilizada na experiência para evitar resultados falsos positivos devido à formação de rauleaux.

Que.3 Quais poderão ser os possíveis erros durante a realização da experiência?

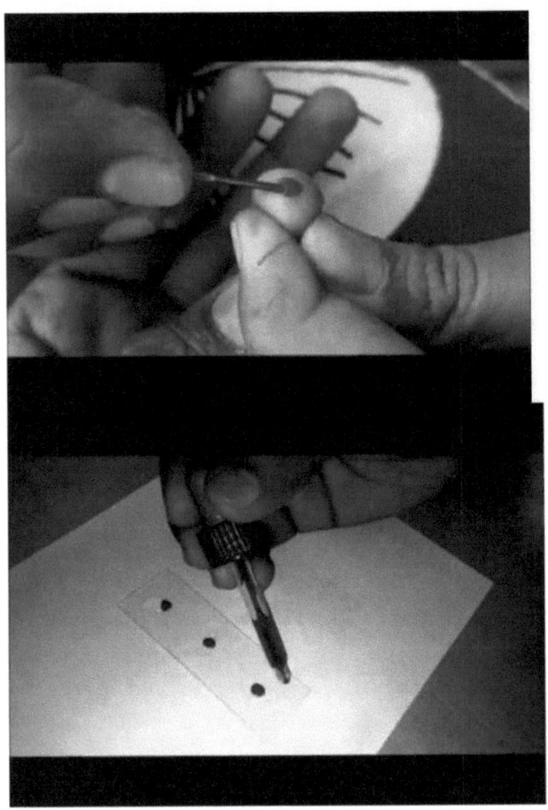

Resp. 1. Limpeza incorrecta das lâminas com água e sabão.

2. Rotulagem incorrecta das lâminas.

3. Mistura das quatro gotas colocadas na lâmina.

4. Exame da aglutinação após secagem da solução.

5. Mistura direta de sangue não diluído com anti-soros.

Que.4. Quais são as diferenças entre coagulação, formação de grânulos e aglutinação?

Resp. Coagulação: - É o processo pelo qual o sangue passa

de líquido a gel, formando um coágulo. Tem como resultado potencial a hemostase, a cessação da perda de sangue de um vaso danificado, seguida de reparação.

Formação de Rauleaux:- Refere-se ao empilhamento das hemácias umas sobre as outras.

Aglutinação:- Refere-se à aglutinação das hemácias. O fenómeno de aglutinação deve-se à interação entre os factores - antigénio e anticorpo.

ARNETH COUNT:-

Que.1. O que é a contagem de Arneth? Quais são as suas diferentes fases?

Resp. A contagem de neutrófilos com base nos lóbulos do seu núcleo é chamada contagem de Arneth. Indica o estado de desenvolvimento dos neutrófilos. As diferentes fases são

N1- Fase 1: 5%

N2- Fase 2: 30%

N3- Fase 3: 45% [máximo em número; totalmente maduro e funcionalmente mais eficiente]

N4- Fase 4: 18%

N5$6- Estádio 5: 2% [menos móvel, grânulos escassos, mal corados, as células partem-se facilmente durante o esfregaço, funcionalmente menos activas]

Que.2 Quais são os factores fisiológicos e as condições patológicas que alteram estas contagens?

Resp. Causas fisiológicas: - Exercício físico, gravidez, menstruação, lactação, em crianças [diminuição da contagem de neutrófilos]

Condições patológicas:- Após a injeção de epinefrina, qualquer infeção piogénica [que forma pus], após destruição de tecidos, por exemplo, queimaduras, hemorragia, após cirurgia, etc., infecções virais, depressão da medula óssea.

Que.3 Qual é o significado clínico de fazer a contagem de Arneth?

Resp.3. Os neutrófilos jovens têm menos lóbulos como em comparação com as células mais velhas que têm 5 ou 6 lóbulos. Uma percentagem mais elevada de células mais jovens ou mais velhas numa análise de sangue pode fornecer informações úteis sobre o estado funcional da medula óssea.

Que.4. O que é a curva de Arneth?

Resp. Refere-se à representação gráfica com os estádios dos neutrófilos no eixo X e a sua percentagem no eixo Y.

Contagem total de leucócitos [TLC]:-

Que.1. Indicar a gama normal de TLC.

Resp. Os valores normais de TLC são

A) Após o nascimento - 18.000/mm^3 -20.000/mm^3
B) Em adultos - 4000/mm^3 -11.000/mm^3 [média 7000/mm]^3

Que.2. Qual é o significado clínico desta experiência?

Resp. Os glóbulos brancos [leucócitos] constituem o principal sistema de defesa do organismo contra a invasão de bactérias, vírus, fungos, toxinas e outras invasões estranhas. O seu número aumenta ou diminui em muitas doenças, nomeadamente nas infecções agudas e crónicas.

Este exame é efectuado como parte do hemograma em casos de febre, especialmente se a causa da febre não for imediatamente aparente.

Que.3 Enumere as variações fisiológicas e patológicas do número de leucócitos.

Resp. Leucocitose fisiológica

a) Bebés normais - A contagem pode atingir 18.000-20.000/mm^3 mas regressa aos valores normais dentro de 1-2 anos.
b) Ingestão de alimentos e digestão - Há um ligeiro aumento que volta ao normal dentro de cerca de

uma hora.

c) Exercício físico
d) Stress mental
e) Gravidez - A contagem pode ser bastante elevada, especialmente durante a primeira gravidez.
f) Parto - A elevada CPT deve-se possivelmente a lesões nos tecidos, dor, stress físico e hemorragia.
g) Extremos de temperatura - A exposição ao sol ou a temperaturas muito baixas pode aumentar a contagem de leucócitos.

<u>Leucocitose patológica:-</u>

a) Infeção aguda por bactérias piogénicas [formadoras de pus
b) Enfarte do miocárdio - O aumento da CPT devido à lesão dos tecidos não se observa imediatamente após um enfarte do miocárdio, mas apenas após 4-5 dias.
c) Hemorragia aguda - A resposta máxima ocorre em 8-10 horas, voltando a contagem ao normal em 5-6 dias.
d) Queimaduras - A resposta máxima ocorre em 5-15 horas, voltando a contagem ao normal em 2-3 dias.
e) Hepatite amebiana
f) Malignidades - Em metade dos casos, observam-se contagens elevadas; a infeção secundária aumenta a

contagem.

g) Operações cirúrgicas - Em todos os casos, observa-se um aumento pós-operatório.

<u>Leucopenia fisiológica:-</u>

A exposição ao frio extremo, mesmo em condições árcticas e apesar da aclimatação, pode reduzir a contagem para apenas ligeiramente abaixo do nível $4000/mm^3$.

<u>Leucopenia patológica:-</u>

a) Infeção por organismos não-piogénicos - febre tifoide e paratifoide e, por vezes, infeção por protozoários como a malária.
b) Infecções virais - gripe, papeira, varíola, SIDA [Síndrome da Imunodeficiência Adquirida]
c) Medicamentos - Cloranfenicol, sulfonamidas, penicilina, ciclosporinas, fenitoína, etc. Os medicamentos citotóxicos utilizados no tratamento de doenças malignas também podem causar leucopenias ao deprimir a medula óssea [outras células sanguíneas também podem diminuir]
d) Exposições repetidas aos raios X e ao rádio - Estes são utilizados como radioterapia em cancros e causam depressão da medula óssea.
e) Venenos químicos que deprimem a medula óssea -

Arsénio, dinitrofenol, antimónio e outros.

f) Desnutrição - Deficiência de vitamina B_{12} e de folato, desnutrição geral, fome, fraqueza e debilidade extremas.

g) Hipoplasia e aplasia - A depressão parcial ou total da medula óssea, ou seja, a ausência de células estaminais, pode ocorrer em consequência da autoimunidade e de outros factores.

h) Fases pré-leucémicas das leucemias.

Que.4. Definir os termos leucocitose, leucopenia e leucemia.

Resp. Leucocitose: - Refere-se a um aumento do número de leucócitos para além de 11 000/mm^3 , independentemente do tipo de células envolvidas no aumento da CPT.

Leucopenia:- Refere-se a uma diminuição do número de glóbulos brancos [geralmente granulócitos] abaixo do limite inferior normal de 4.000/mm^3

Leucemia:- Refere-se a um grupo de neoplasias malignas dos órgãos formadores de leucócitos - medula óssea e tecido linfoide.

Que.5. Quais são as várias fontes de erro nesta experiência?

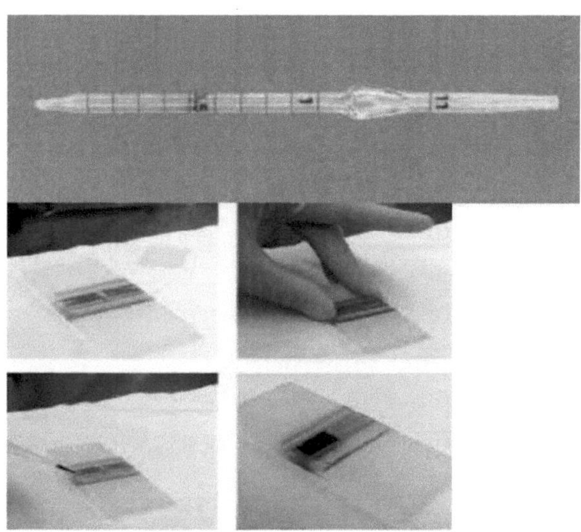

Resp. 1. A picada não é suficientemente ousada para que o sangue flua livremente.

2. Hemocitómetro e lamela gordurosos e húmidos.
3. Pipeta húmida.
4. Uma folha de rosto partida.
5. Colocação assimétrica da lamela.
6. Subcarga ou sobrecarga da câmara.

ÍNDICES SANGUÍNEOS:-

Que.1 Qual a importância de determinar os valores dos índices sanguíneos ou de conhecer o hemograma?

Resp.1 Os valores básicos de Hb, contagem de hemácias e PCV não fornecem qualquer informação sobre o estado de um glóbulo vermelho médio, como o seu volume, o conteúdo de Hb ou a sua percentagem de saturação com Hb. Esta informação, sob a forma de valores corpusculares absolutos, pode ser calculada a partir de 3 valores básicos de Hb, contagem de hemácias e PCV. Além disso, as regras básicas encontradas num doente/sujeito podem ser comparadas com valores "normais" definidos arbitrariamente.

Que.2 Tabular as várias alterações dos índices sanguíneos nos diferentes tipos de anemias.

Resp. As anemias são classificadas com base nas alterações dos valores do Volume Corpuscular Médio [VCM] e da Concentração de Hemoglobina Corpuscular Média [CHCM]

Type of anemia	Findings
1.Normocytic	RBCs with normal MCV
2.Macrocytic	RBCs with MCV value more than the normal range.
3.Microcytic	RBCs with MCV value less than the normal range.
4.Normochromic	RBCs with normal MCHC value
5. Hypochromic	RBCs whose MCHC value is below the normal range.

Que.3 Porque é que a MCHC não pode ser superior ao valor normal?

Resp. Os valores de MCHC nunca excedem 38% porque as hemácias não conseguem reter a hemoglobina para além do seu ponto de saturação, ou seja, do limite metabólico do mecanismo de formação de hemoglobina das células, pelo que a anemia nunca pode ser hipercrómica.

CONTAGEM DE RBC:-

Que.1. Qual é a contagem normal de hemácias?

Ans. Os valores normais da contagem de glóbulos vermelhos são

a) À nascença - 6-7 milhões/µL
b) Adultos- Homens- 5-6 milhões/µL [média 5,5 milhões/µL]
   Mulheres- 4,5-5,5 milhões/µL [média 4,8milhões/µL]

Qual é a importância clínica? Quais são as condições em que a contagem de hemácias diminui ou aumenta?

Resp. Importância clínica:- É colhido como parte do hemograma completo. Pode fornecer informações úteis em casos de anemia.

Aumento da contagem de hemácias:-

a) Causas fisiológicas - recém-nascidos, adultos do sexo masculino, altitude elevada
b) Causas patológicas - hipóxia crónica da medula

óssea devido ao exercício ou a qualquer perturbação cardiorrespiratória, policitemia vera.

Diminuição da contagem de hemácias:-

a) Causas fisiológicas - após o nascimento [0-3 meses], fêmeas adultas
b) Causas patológicas - todas as causas de anemia

Que.3 Porque é que é necessária uma diluição de 200 vezes no caso da contagem total de hemácias?

Resp. É necessária uma diluição elevada porque o número de hemácias é muito elevado.

Que.4. Quais são as outras utilizações da pipeta de hemácias e da câmara de Neubaure?

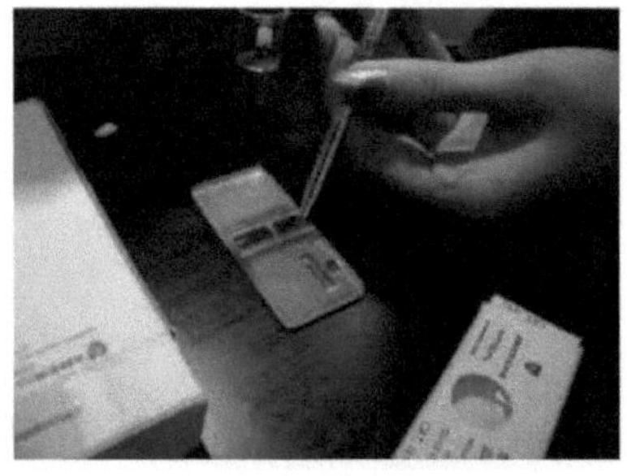
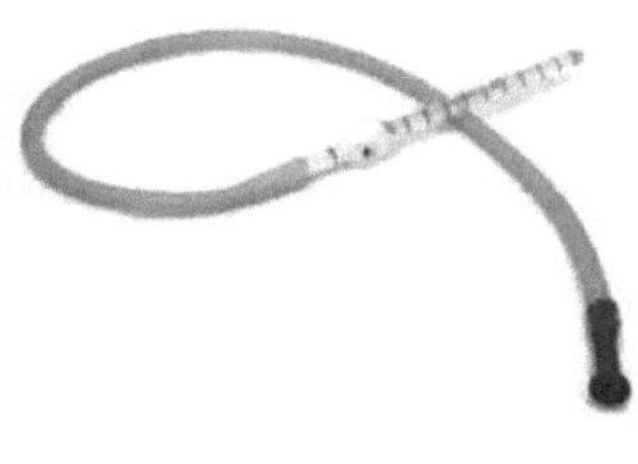

Pipeta de hemácias:- i) Contagem de espermatozóides

ii) Contagem de plaquetas

iii) Contagem de leucócitos [quando os leucócitos aumentam muito, como nas leucemias]

Câmara de Neubaure: - Contagem total de

leucócitos [CTL]

Que.5. Quais são as várias fontes de erro nesta experiência?

Resp. Este método está sujeito a muitos erros, que são, resumidamente, os seguintes

i) Erro de pipeta:-
   a) Inexatidão da calibração
   b) Imprecisão na medição da amostra de sangue e do fluido de diluição.
ii) Erro de campo:- Distribuição desigual das células na grelha causada por
   a) Subcarga ou sobrecarga da câmara. b) Presença de gordura na corrediça ou na lamela.
iii) Erro pessoal:- Contar menos células do que as que estão efetivamente presentes [devido a inexperiência]
iv) Erro estatístico:- É inversamente proporcional à raiz quadrada do número contado.

Que.6. A presença de leucócitos na câmara de contagem afecta a contagem de hemácias?

Os leucócitos podem ser vistos durante a contagem de hemácias. Distinguem-se pelo seu tamanho grande, contornos irregulares e halo à sua volta. Em humanos, o rácio hemácias:leucócitos é de 700:1. Como o número total de hemácias contadas em 5 quadrados de hemácias de tamanho médio é de aproximadamente 550, dificilmente se encontrará um leucócito no campo de contagem. No entanto, se for contado, aumentará a contagem de hemácias em 10.000^L de sangue [porque o fator de multiplicação é 10.000

ESTIMATIVA DA HEMOGLOBINA:-

Que.1 Qual é o intervalo normal de valores para a hemoglobina?

Resp. Os valores normais da hemoglobina são os seguintes

a) Ao nascer - 23gm/dL [mais hemácias]
b) No final dos 3 meses - 10,5 gm/dL [uma vez que o bebé está totalmente alimentado com leite, que é desprovido de ferro].
c) No final de 1 ano - 12,5 gm/dL
d) Adultos- i) Homens- 14-18gm/dL [média 15,5 gm/dL]
   ii) Mulheres - 12-15,5 gm/dL [média 14,5gm/dL]

Que.2 Qual é a importância clínica desta experiência? Refira as condições comuns em que a Hb está alta ou baixa.

Resp. Importância clínica:- A concentração de Hb no sangue é quase sempre estimada como parte de uma investigação laboratorial de rotina. O teste é indicado como parte de um estudo hematológico completo em todas as doenças do sangue, especialmente em todos os tipos de anemias, leucemias e em doenças crónicas

como a tuberculose, infecções crónicas, doenças malignas, insuficiência renal, etc. e antes de todas as intervenções cirúrgicas.

Causas do aumento da Hb-

a) Causas fisiológicas - Recém-nascidos, adultos do sexo masculino. Altitude elevada
b) Causas patológicas - hipóxia crónica da medula óssea devido ao exercício ou a qualquer perturbação cardiorrespiratória, policitemia vera.

Causas da diminuição da Hb-

a) Causas fisiológicas - após o nascimento [0-3 meses], fêmeas adultas
b) Causas patológicas - todas as causas de anemia.

Que.3 Calcule a capacidade de transporte de O_2 do seu sangue. Em que é que a HbA difere da HbF?

Resp. 1gm/dL de hemoglobina, quando totalmente saturada, combina-se com 1,34 ml de oxigénio, pelo que a concentração de hemoglobina é um índice da capacidade de transporte de oxigénio do sangue.

Valores normais:- Homens- 21ml/dL

Mulheres - 18 ml/dL

Adult Haemoglobin [HbA]	Fetal Haemoglobin [HbF]
1.Contains 4 polypeptide chains [2 alpha and 2 beta]. 2. Appears in red cells of fetus in 5th month. At birth, 20% of total Hb is HbA. 3. Life span is long- 120 days. 4. It has usual affinity for oxygen. 5. Percentage saturation at pO_2 of 20mmHg = 30-35%	1. The 2 beta chains are replaced by gamma chains. 2. HbF at birth makes up 80% of total Hb; disappears by 5th month after birth. 3. Life span is short- about 2 weeks. 4. It has greater affinity for oxygen as it binds 2,3 DPG less avidly. 5. Percentage saturation at pO_2 of 20mmHg = 70%

Que.4. Quais são as vantagens e desvantagens do método de Sahli?

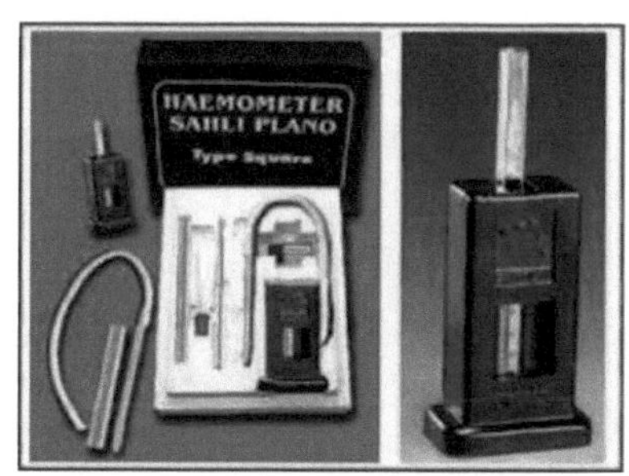

Resp. **Vantagens:-** A vantagem da utilização deste método é a relativa facilidade com que a cor castanha da hematina ácida pode ser comparada opticamente com a cor padrão da caixa de comparação, caso contrário é difícil observar a precisão da cor da hematina ácida assim formada.

Desvantagens:- A desvantagem deste método é o facto de ser fastidioso e demorado, especialmente com um grande número de amostras. Também não é exato, uma vez que as marcas relativas no hemoglobinómetro são tomadas como padrão e a hemoglobina é assim calculada com a sua ajuda.

Que.5 Pode utilizar-se HCl N/10 em vez de água destilada para a diluição e porquê?

Resposta: Sim, pode utilizar-se HCl N/10 para a diluição em vez de água destilada, uma vez que a cor padrão da hematina ácida necessária para a comparação corresponde ao HCl N/10.

Que.6. Porque é que o ácido concentrado não pode ser

utilizado neste método? Porque é que a hemoglobina tem de ser convertida noutro composto para a estimativa da cor?

Resp. O ácido concentrado não pode ser utilizado neste método porque provocará a destruição das proteínas presentes na hemoglobina, interferindo assim com a sua estimativa. A hemoglobina tem de ser convertida em hematina ácida porque, se não for convertida em hematina ácida por hemólise, adquire a cor da oxihemoglobina, que tem um amplo espetro de cores e não é possível padronizar o procedimento.

Que.7. Porque é que o N/10 HCl é tomado até à marca de 2 gm%? O que acontecerá às leituras se o N/10 HCl for superior ou inferior à marca de 2 gm%?

Resp. Se for tomado menos ácido, o sangue pode não se misturar bem e/ou pode coagular. A Hb não será convertida na sua totalidade em hematina ácida. Isto resulta num valor falsamente baixo. Se se tomar muito mais ácido, a cor final desenvolvida em caso de anemia será muito mais clara do que o padrão. Nesse caso, a correspondência de cores não será possível, porque a cor da solução não pode ser concentrada.

Que.8 Porque é que se utiliza água destilada e não água da torneira para a diluição?

Resp. A água da torneira não pode ser utilizada porque o seu teor de sal pode causar turvação que interferirá com a correspondência de cores.

Parte 2

Fisiologia Médica Humana

Capítulo 1

Pressão arterial

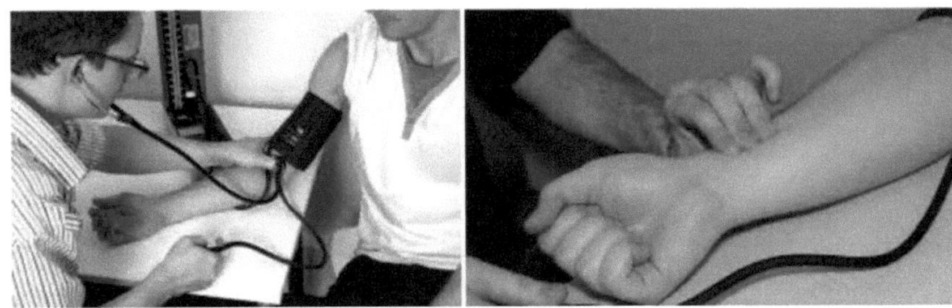

Que.1. Definir tensão arterial. De que dependem a tensão arterial diastólica e a sistólica?

RESP 1: A pressão arterial (P.S.) é definida como a pressão lateral exercida por uma coluna de sangue sobre a parede do vaso enquanto flui através dele.

Pressão arterial sistólica

Refere-se à pressão máxima exercida durante a sístole. Varia de 100-140 mm Hg (média de 120 mmHg)

Características

1. Sofre flutuações consideráveis-

a. Aumentado por excitação, exercício, refeições, etc.
b. Diminuído pelo sono, repouso, meditação
2. A *tensão arterial sistólica* indica
a. Extensão do trabalho realizado pelo coração ou a força com que o coração está a trabalhar e
b. O grau de pressão que as paredes arteriais têm de suportar

Pressão arterial diastólica

Refere-se à pressão mínima exercida durante a diástole. Varia de 70-85 mmHg (média -80 mmHg)

Características

1. Sofre muito menos flutuações
2. É a medida da resistência periférica total
3. Indica a carga constante contra a qual o coração tem de trabalhar

Que.2. O que são os sons de Korotkoff? Em que é que diferem dos sons cardíacos?

Ans 2. **Sons de Kortokoff**

Estes sons são produzidos pelo fluxo turbulento na artéria que pode ser ouvido durante a auscultação distal à obstrução quando a compressão é lentamente libertada.

Fase I - Som de batida claro, fraco, durante os primeiros

10 - 14 mm Hg de queda de pressão

Fase II- Murmúrio ou qualidade musical do som durante a próxima queda de pressão de 15-220 mm Hg

Fase III - Som alto e claro durante a queda de pressão seguinte de 5-7 mm Hg

Fase IV - Som surdo e abafado durante os últimos 5-6 mm Hg de queda de pressão e, por fim, o som desaparece

Diferem dos sons cardíacos normais na forma como são produzidos.

O primeiro som cardíaco é produzido devido ao fecho das "válvulas AV" e marca o início da sístole ventricular. Soa como a sílaba "L-U-B-B"

O segundo som cardíaco é produzido devido ao fecho das "válvulas semilunares" e marca o início da diástole ventricular. Soa como "D-U-B-B"

Q3. O que é o hiato auscultatório?

Ans 3. **Lacuna na auscultação**

Esta diferença verifica-se nos hipertensos.

É observada durante o registo da pressão arterial pelo método auscultatório. Nestes indivíduos, ocasionalmente, o som pode desaparecer temporariamente durante a fase I e II, cobrindo um intervalo de 40-50 mm Hg de pressão e reaparecer novamente. A causa deste hiato silencioso não é conhecida.

Isto causa uma subestimação acentuada da pressão arterial sistólica, se a pressão da braçadeira for aumentada apenas até um nível em que os sons estejam ausentes. . Pode acontecer que um hipertenso com uma tensão arterial de 220/100 não seja detectado e que a sua tensão arterial seja erradamente registada como 130/100. É por isso que é essencial medir primeiro o método palpatório. Num campo de 1000 doentes, onde se está a fazer um rastreio e o tempo é limitado, é preferível aumentar a pressão da braçadeira para 220 mmHg, por segurança.

Q 4 Quais são os factores fisiológicos que afectam a pressão arterial?

Fatores fisiológicos que afetam a pressão arterial

1. **Idade:** Tanto a tensão arterial diastólica como a tensão arterial sistólica (PAS) aumentam com a idade. A pressão arterial sistólica aumenta mais do que a pressão arterial diastólica devido à diminuição da distensibilidade.
   A pressão arterial sistólica é de 100+idade em anos
   No entanto, a pressão arterial diastólica (PAD)

diminui após os 50-60 anos de idade

2. **Sexo:** Nas mulheres, antes da menopausa, a pressão arterial sistólica é 4-5 mm Hg inferior à dos homens da mesma idade. Após a menopausa, a PAS é 4-5 mm Hg superior à dos homens da mesma idade. Isto deve-se à hormona estrogénio, que previne a aterosclerose e é protetora.
3. **Constituição corporal:** Nos indivíduos obesos, a tensão arterial dá uma leitura elevada porque há mais tecido presente entre a braçadeira e a artéria. É necessária uma pressão mais elevada para ocluir a braquial.
4. **Clima:** A exposição ao frio produz vasoconstrição e aumenta a resistência periférica através do hipotálamo. A pressão diastólica, que depende da resistência periférica, aumenta principalmente. A pressão arterial sistólica também aumenta.

   Quando se aperta a mão de uma pessoa durante o inverno, as mãos ficam frias devido à vasoconstrição periférica. Este é um mecanismo para conservar a perda de calor da periferia. A vasoconstrição diminui o fornecimento de sangue e a perda de calor por convecção e radiação para o ambiente é reduzida.
5. **Variação diurna:** A variação diurna de 5-10 mmHg é comum na pressão arterial sistólica. Os valores

máximos da PAS são registados durante a tarde e os mais baixos durante as primeiras horas da manhã. O inverso é observado nos trabalhadores noturnos, uma vez que o ritmo diurno é invertido.

6. **Exercício físico:** Num indivíduo não treinado, em exercício ligeiro a pressão arterial sistólica aumenta com diminuição da pressão arterial diastólica. No exercício moderado, tanto a pressão arterial diastólica como a sistólica aumentam. No exercício intenso, verifica-se um aumento acentuado da tensão arterial sistólica e um aumento moderado da tensão arterial diastólica.

   PA=CO X PR. A pressão arterial sistólica depende do débito cardíaco (DC) que aumenta devido à atividade simpática com o aumento da intensidade do exercício.

   A pressão arterial diastólica aumenta com a resistência periférica (RP). O tamanho do lúmen e a RP variam com as forças opostas do simpático que causa vasoconstrição e a acumulação de metabolitos vasodilatadores locais durante o exercício, como o dióxido de carbono e a adenosina, que causam vasodilatação. Isto explica a variação da pressão arterial diastólica em indivíduos não treinados com diferentes graus de exercício. Em indivíduos treinados, a pressão arterial sistólica aumenta e a pressão arterial diastólica permanece igual.

7. **Emoções:** A excitação, o medo, a preocupação aumentam a pressão arterial sistólica devido ao aumento da couture cardíaca secundária ao aumento da atividade simpática
8. **Gravidade:** A pressão em qualquer vaso abaixo do nível do coração é aumentada e a pressão acima do nível do coração é diminuída devido ao efeito da gravidade
9. **Hereditária:** As tendências familiares de hipertensão ou hipotensão da pressão arterial sistólica são comuns
10. **Refeições:** As alterações na pressão arterial sistémica são observadas devido a

i) A pressão sobre o coração devido à distensão do abdómen aumenta a "frequência cardíaca"

ii) Aumento da libertação de epinefrina da medula suprarrenal (influência do centro superior)

Por conseguinte, a tensão arterial sistólica aumenta 5-6 mm Hg até uma hora após as refeições. A tensão arterial diastólica permanece igual ou diminui ligeiramente devido à vasodilatação nos órgãos digestivos.

B. Efeito da postura e do exercício físico na tensão arterial

Que.1.Como é que a pressão arterial sistólica e diastólica se altera com a postura? Como é que explicaria estas alterações no tempo?

Resp.1: Ao estar de pé, ocorre uma acumulação periférica de sangue em partes dependentes, o retorno venoso diminui, o débito cardíaco diminui e a pressão arterial sistólica diminui 6 a 23 mm Hg.

A descarga dos barorreceptores diminui para manter a homeostasia. A pressão arterial diastólica diminui através do centro vasomotor. Por conseguinte, a posição súbita de pé aumenta a pressão arterial diastólica, se for registada nos 30-60 segundos seguintes à mudança de postura, após o que volta ao normal através do funcionamento do reflexo barorreceptor.

A permanência prolongada em pé é uma situação stressante e a atividade simpática aumenta. A frequência cardíaca, a vasoconstrição periférica para aumentar o retorno venoso ocorre. A pressão arterial diastólica aumenta na posição de pé em comparação com a posição sentada. É mais baixa na posição deitada. O shavasan ou yog nidra é prescrito aos hipertensos.

1. Que.2 Como é que a frequência cardíaca e a pressão arterial variam com o exercício e o repouso? Qual pode ser a razão para esta variação?

A frequência cardíaca e a pressão arterial aumentam linearmente com o exercício devido às seguintes razões: i) Aumento da atividade simpática; ii) Diminuição do tónus vagal; iii) Aumento da temperatura corporal.

iv) Libertação de catecolaminas e tiroxina na circulação

v) Alteração da química do sangue, por exemplo, hipoxia, hipercapnia e academia

Que. 3. o que é a hipotensão postural?

Nesta condição, ocorre uma queda da pressão arterial com uma mudança súbita de postura. Isto deve-se a uma insuficiência autonómica. Esta patologia está associada a tonturas, visão turva e ataques de desmaio.

Nos doentes idosos com insuficiência autonómica, ocorre hipotensão ortostática. Devido a uma mudança de postura, por exemplo, levantar-se subitamente depois de dormir, podem ocorrer ataques de tonturas devido à acumulação periférica de sangue devido à gravidade. A condição pode ser diagnosticada e monitorizada através do teste autonómico de inclinação da mesa. Pede-se ao indivíduo que tensione e relaxe todas as partes do corpo no momento em que se levanta, antes de sair da cama.

Capítulo 2
Ergografia de Mosso

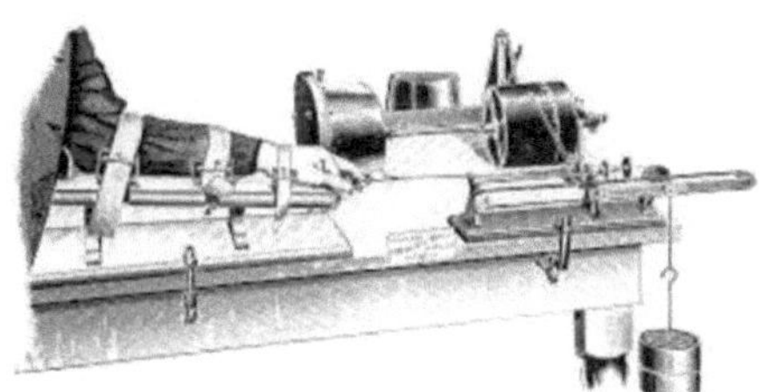
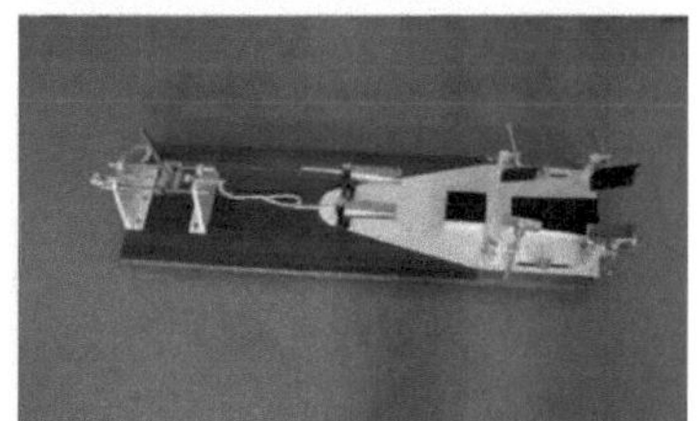

1. O que é a fadiga?

A fadiga refere-se a uma redução temporária da capacidade de trabalho de uma célula, de um órgão ou de um organismo no seu todo, resultante de um esforço prolongado. É um fenómeno reversível e desaparece com o repouso.

2. Qual é o local da fadiga?

Os possíveis locais de fadiga são as fibras nervosas, a junção neuromuscular e a fibra muscular.

No homem, o primeiro local de fadiga é a "sinapse no cérebro"

Nos anfíbios, a junção neuromuscular parece ser o primeiro local de fadiga. Isto pode ser demonstrado indiretamente da seguinte forma

i) Para provar que o músculo não é o local da fadiga, estimula-se o músculo imediatamente após o início da fadiga. Verifica-se que o músculo se contrai vigorosamente.

ii) Para provar que o nervo não é o local da fadiga, cruzam-se as duas preparações músculo nervosas e mantém-se um bloco de gelo sobre uma delas, o que impede a transmissão do impulso nervoso.

3. Como é que a motivação melhora o desempenho físico?

A motivação ajuda a melhorar o desempenho físico. A motivação pode ser descrita como a vontade interior de um indivíduo e o seu desejo de ser bem sucedido. A motivação pode influenciar as decisões, a aprendizagem e o desempenho no desporto. A motivação pode ser motivada por factores internos ou por um estímulo externo, por exemplo, os líderes da claque ou o apoio do público. O córtex cerebral desempenha um papel importante, uma vez que os pensamentos se transformam em coisas.

São exemplos de santos sem sono que permanecem no estado fisiológico de animação suspensa, sendo a bateria do seu corpo recarregada pela energia cósmica. A sua alegria de meditação é equiparada a um cocktail da alegria de milhões de horas de sono. Eles não sentem cansaço. A energia de 2 gramas de tecido pode iluminar o estado da Califórnia durante dois dias. Há 1000 anos de energia na coluna vertebral. No momento em que dizemos que estamos cansados, a mente desiste. O poder da mente sobre a matéria está a ganhar importância, pois a sabedoria é o maior purificador.

Isto pode ser provado dando descanso ao sujeito durante 15 minutos e pedindo-lhe para realizar o procedimento novamente, dizendo-lhe que pode fazer melhor.

4. Quais são os outros factores que afectam a fadiga?

Os outros factores que afectam a fadiga são o peso a levantar, a frequência das contracções, a motivação, o treino, a temperatura ambiente, o fornecimento de sangue aos músculos em contração

5. Porque é que a fadiga ocorre mais cedo na oclusão arterial?

Ao aumentar a pressão arterial para cerca de 160-

170 mmHg, o fluxo sanguíneo arterial para o braço é interrompido. A fadiga instala-se muito mais cedo, porque há não só uma acumulação de resíduos no músculo em exercício, mas também uma diminuição do fornecimento de oxigénio e de outros nutrientes.

6. Porque é que a fadiga se instala mais cedo na oclusão venosa em comparação com o normal?

   A fadiga instala-se quando a pressão arterial é aumentada para 40 mm Hg, uma vez que provoca a acumulação de produtos residuais nos músculos em exercício.

7. Refira uma condição em que o desempenho muscular é prejudicado devido à oclusão arterial e à oclusão venosa.

   A doença de Buergers é uma doença dos pequenos vasos que afecta as artérias devido ao hábito de fumar. O doente sofre de dores ao andar, gangrena e amputação de membros.

   A claudicação intermitente é um sintoma clínico de dor nos músculos da barriga da perna que vai e vem. A tromboflebite é uma inflamação das veias causada por um trombo. Deve-se a uma oclusão venosa e a fadiga instala-se precocemente.

Capítulo 3

Eletrocardiografia (ECG)

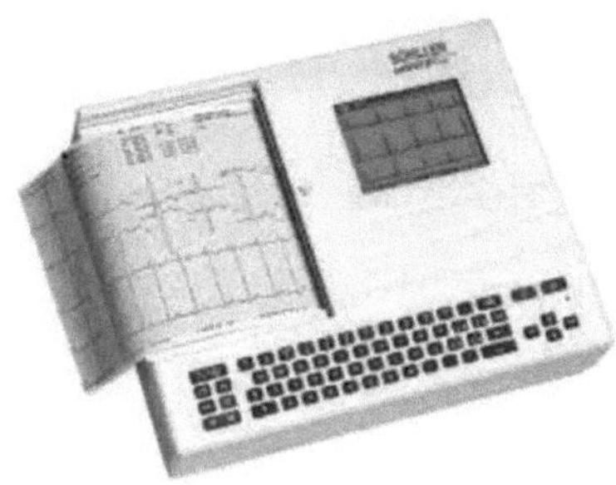

Que.1. Definir Eletrocardiograma, Eletrocardiografia e Eletrocardiógrafo.

Eletrocardiograma - O registo das alterações eléctricas durante o ciclo cardíaco é designado por eletrocardiograma (ECG)

Eletrocardiografia - Refere-se à base de registo do ECG. São utilizados dois métodos para a sua recodificação - unipolar e bipolar. No método unipolar, o ECG é registado utilizando um elétrodo de exploração ativa, enquanto no método bipolar, o ECG é registado utilizando dois eléctrodos de exploração ativa.

Eletrocardiógrafo - **É** um instrumento que permite registar permanentemente as pequenas variações de potencial que ocorrem em diferentes partes do corpo devido à atividade eléctrica do coração.

1. Que.2 Porque é necessário o registo de 12 derivações na eletrocardiografia? Indicar a colocação de eléctrodos em diferentes sistemas de derivação.

As 12 derivações do ECG podem ser comparadas a 12 homens que se encontram no topo de 12 colinas a observar a propagação de um incêndio florestal. A orientação de cada derivação mostra a propagação da atividade eléctrica em dois planos: o plano frontal e o plano horizontal.

Pulsações do plano frontal As seis derivações dos membros (I, II, III, aVR, aVL, aVF)

Estas derivações dos membros visualizam o coração num plano vertical ou frontal. Estas derivações registam a atividade eléctrica do coração, movendo-se para cima e para baixo e para a esquerda e para a direita ao longo do coração.

aVR está orientada para as cavidades do coração

I e aVL visualizam os ventrículos esquerdos. São chamadas **derivações laterais esquerdas**.

II, III e aVF visualizam a superfície inferior do coração que assenta no diafragma. São designadas por **derivações inferiores**.

Uma linha imaginária que une o elétrodo positivo e negativo de um eletrodo é chamada de "eixo do eletrodo". Mede o ângulo de orientação do elétrodo e é expresso em graus.

Cabos de plano horizontal

As derivações precordiais do tórax são V1 a V6.

Visualizam as forças eléctricas que se deslocam para a frente e para trás.

V 1 e V2 estão virados para o ventrículo direito, V 3 e V4 para o septo interventricular e V5 e V6 para o ventrículo esquerdo.

V 1 a V4 são chamadas **derivações anteriores** e medem as alterações eléctricas dos ventrículos direito e esquerdo.

V 5 e V6 são designadas por "**derivações laterais esquerdas**"

Registo unipolar

No método unipolar, o ECG é registado utilizando um elétrodo de exploração ativa. Neste método, são utilizados dois eléctrodos para o registo: um é o elétrodo explorador ativo, colocado na área da superfície do corpo; e o outro é o elétrodo indiferente, que é mantido a "potencial zero", ligando eléctrodos colocados respetivamente no braço direito (RA), no braço esquerdo (LA) e no pé esquerdo (LF) a um terminal central através de uma resistência de 500 'Ω.

Que.3 Enunciar a lei de Einthoven.

Num volume condutor, a soma dos potenciais nos pontos de um triângulo equilátero com uma fonte de corrente no centro é sempre zero. Um triângulo semelhante pode ser aproximado no nosso corpo colocando eléctrodos em RA, LA e LF com a fonte de corrente como o coração no seu centro. Este triângulo é designado por triângulo de Einthoven.

Assim, a lei de Einthoven estabelece que, no registo unipolar, o ECG regista as alterações de potencial que afectam apenas o elétrodo ativo. Um registo obtido por este método é rotulado com a letra "v", que significa vetor.

Que.4. Que informações se podem obter do ECG?

Ans.ECG fornece informações úteis sobre

a. Frequência cardíaca, ritmo e condução do músculo cardíaco

b. Posição do coração no tórax, se horizontal, oblíqua ou vertical

c. O tamanho relativo das câmaras cardíacas e do

músculo cardíaco, por exemplo, hipertrofia do ventrículo esquerdo

d. Tipo de bloqueio de condução, por exemplo, bloqueio do ramo esquerdo ou do ramo direito

e. Origem de novos centros rítmicos (extrassístole e arritmias)

f. Local, duração e extensão da lesão isquémica do miocárdio, por exemplo, doença arterial coronária, angina, enfarte do miocárdio

g. Efeito dos distúrbios electrolíticos e dos medicamentos.

Que.5 Classifique as principais anomalias da ação cardíaca e como se reflectem no ECG?

As anomalias no ECG são, de um modo geral, de três tipos

a. Bloqueio cardíaco

b. Origem de novos centros de ritmo - extrassístoles e arritmias

c. Doenças isquémicas do miocárdio: angina e enfartes do miocárdio

Bloqueio cardíaco

Perturbação da transmissão normal dos impulsos gerados no "SAN"

. Prolongamento do complexo QRS (>0,12 segundos) com

aspeto anormal

. Segmento ST e onda T anómalos

. Dividir a 2ª bulha cardíaca e o ritmo cardíaco normal

Novos centros de ritmo

Extrassístole

1. **Extrassístole auricular**

   . Onda "P" anormal seguida de intervalo PR longo

   . Complexo QRS normal

   . O intervalo "TP" é superior ao seu valor normal de 0,2 segundos

2. **Extrassístole ventricular**

   . Ausência de onda "P" antes do complexo QRS

   . O "complexo QRS" é prolongado e tem um aspeto anormal

3. **Arritmias cardíacas**

1. Taquicardia auricular

   . Todos os intervalos de tempo, como PR, TP, são

encurtados

. A onda T funde-se com a onda P do ciclo cardíaco seguinte

2. Flutter auricular

. Características como na taquicardia

. 2nd bloqueio cardíaco de grau

3. Fibrilhação auricular

. Presença de onda P

. Aparecimento de ondas de fibrilhação, que apresentam uma variação constante em altura e largura

. Complexos QRS irregulares

. Sem onda "T

4. Taquicardia ventricular

. Os complexos QRS são altamente pleomórficos

. A atividade atrial sem perturbações é intercalada (dispersa) com ondas P sem qualquer relação com os complexos QRS

5. Flutter ventricular

   . O ECG mostra grandes oscilações - curvas em forma de pinça

   . As deflexões principais e terminais já não podem ser diferenciadas

6. Fibrilhação ventricular

   . O ECG mostra flutuações de potencial lentas, irregulares e extremamente rápidas na frequência, ritmo, amplitude e aparência

7. Enfarte do miocárdio

   . Elevação do segmento ST nas derivações que cobrem a área do enfarte

   . Depressão do segmento ST nas derivações recíprocas

4. **Efeitos devidos à alteração da composição iónica do sangue**

   1. Diminuição do Na^+

      . A concentração no ECG está associada a ECG de baixa tensão

   2. Hipercalemia

      . O complexo QRS é prolongado e de aspeto anómalo

A onda T é alta e tem um pico devido à alteração da repolarização das células do miocárdio

3. Hipocalemia
   - Prolongamento do intervalo PR
   - Depressão do segmento ST
   - Inversão da onda T
   - Onda U proeminente
4. Hipercalcemia O coração relaxa menos na diástole e pára completamente na sístole
5. Hipocalcemia Prolongamento do segmento ST, pelo que o intervalo QT também aumenta

Que.6. Quando é que vai registar uma onda positiva ou negativa?

Resp. As derivações precordiais unipolares são influenciadas pela atividade eléctrica de todo o coração, mas especialmente pela parte que se encontra deitada. Se a atividade eléctrica se dirigir para um elétrodo, é registada uma onda positiva e se a atividade eléctrica se afastar do elétrodo, é registada uma onda negativa.

1. V1 e V2 reflectem a atividade do ventrículo direito e a porção inicial do complexo QRS é uma pequena deflexão ascendente seguida de uma grande onda "S", ou seja, a deflexão principal do QRS em V1 e V2 é negativa
2. V3 e V4 reflectem a atividade de ambos os ventrículos,

incluindo a atividade do septo interventricular, e pode haver uma pequena onda PQ inicial seguida de ondas R e S moderadas, ou seja, a deflexão do QRS em V3 e V4 é bifásica

3. V5 e V6 reflectem a atividade do ventrículo esquerdo; inicialmente há uma pequena onda Q seguida de uma grande onda R, ou seja, a deflexão principal do QRS em V5 e V6 é positiva.

4. A FV reflecte a atividade eléctrica da superfície inferior do coração, podendo formar-se tanto no ventrículo direito como no esquerdo; por conseguinte, a deflexão do QRS na FV será a mesma que a observada nas derivações V3 e V4, ou seja, predominantemente bifásica

5. A VL reflecte a atividade eléctrica do lado externo esquerdo do coração, pelo que a deflexão do QRS na VL será a mesma que a observada na derivação V6, ou seja, predominantemente positiva

6. O RV reflecte a atividade eléctrica da cavidade dos ventrículos, qualquer que seja a posição do coração. Assim, a onda P, o complexo QRS e a onda T são ondas negativas.

Que. 7. O que é o pacemaker do coração?

O Nó SA (Nó Sino-Atrial) é conhecido como o pacemaker do coração. Está localizado na parte posterior do coração, na junção da veia cava superior (VCS) com a aurícula direita (AD).

É constituído por fibras musculares finas e alongadas (aproximadamente 1/3RD do tamanho das fibras musculares cardíacas), ricas em glicogénio e mitocôndrias, de forma fusiforme com estrias longitudinais. São as chamadas células P ou células de pacemaker. Normalmente, estas fibras podem gerar e descarregar impulsos mais rapidamente do que qualquer outro tecido de pacemaker e a sua velocidade de descarga determina a velocidade a que o coração bate.

Capítulo 4
Estetografia

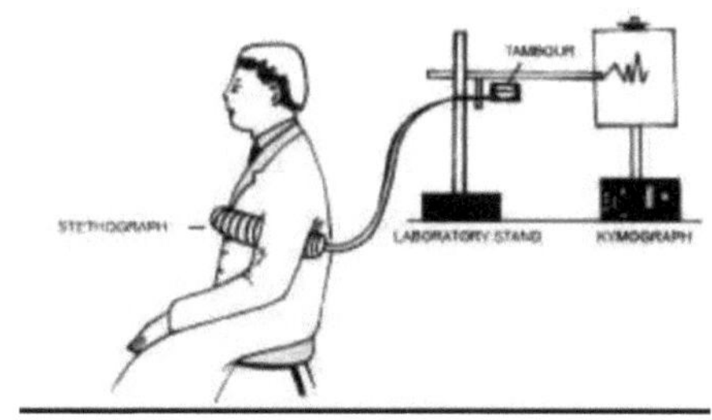

Que.1.Descrever o registo obtido durante a tosse, o espirro e a fala. Qual é o mecanismo? Como é que estes reflexos são úteis para o corpo?

Resp. i. Tanto a tosse como o espirro começam com uma

inspiração profunda seguida de uma expiração forçada; no entanto, no espirro, a expiração é um processo contínuo.

11. Efeito da fala - Na fase expiratória, existe um padrão em escada porque todas as sílabas são formadas nesta fase.

1. Que. 2. O que é a apneia da deglutição? Quais são as vias neurais envolvidas neste mecanismo? Como é que este mecanismo pode ser útil para o organismo? O que é a pneumonia por aspiração?

Durante um movimento de deglutição, a respiração é inibida em qualquer fase do ciclo em que a deglutição foi iniciada. A isto chama-se apneia da deglutição. Os impulsos aferentes viajam no nervo glossofaríngeo que inibe o centro respiratório. O reflexo é de natureza protetora e impede a aspiração de partículas de alimentos para a passagem respiratória.

A pneumonia por aspiração é uma inflamação dos pulmões e dos brônquios que ocorre após a inalação de qualquer matéria estranha. Também é conhecida como pneumonia anaeróbica.

Que.3. O que é o ponto de rutura? Por que razão é causado?

O ponto de rutura refere-se ao ponto em que a respiração

já não pode ser inibida voluntariamente. Deve-se às seguintes razões

a. Aumento do pCO_2 arterial
b. Aumento da pO_2 arterial

Que. 4. Porque é que a pessoa pode sentir tonturas após 15 a 30 segundos de hiperventilação?

Quando uma pessoa hiperventila durante 15-30 segundos e depois pára e deixa a respiração continuar por si só, sem exercer qualquer controlo sobre ela, há um curto período de apneia. Seguem-se algumas respirações e depois um novo período de apneia, seguido de algumas respirações. Este ciclo pode durar algum tempo antes de voltar ao ritmo normal. A apneia deve-se à lavagem do pCO_2 (hipocapnia), mas à medida que o CO_2 se acumula, a respiração recomeça.

A lavagem do dióxido de carbono provoca vasoconstrição cerebral e a pessoa pode sentir tonturas.

Parte 3

EXPERIÊNCIAS COM ANFÍBIOS:-

Que.1 Definir fadiga.

Resp. A fadiga é uma redução temporária da capacidade de trabalho de uma célula, de um órgão ou de um organismo no seu conjunto, resultante de um esforço prolongado.

Que.2. Quais são as causas da fadiga? A fadiga é um fenómeno reversível?

Resp. As causas da fadiga são

i. Falta de nutrição
ii. Acumulação de metabolitos residuais
iii. Esgotamento das reservas de Ach

A fadiga é um fenómeno reversível e desaparece com o repouso.

Que.3. o que é o resto de contração?

Resp. A linha de base aumenta devido a um relaxamento incompleto do músculo após a depleção de ATP, em resultado do qual o ponto de escrita não desce para a sua posição original, o que é conhecido como o resto da contração.

Que.4 Como é que se prova que o músculo e o nervo não são o local de fadiga na experiência acima?

Resp. A) Para provar que o músculo não é o local da fadiga, estimula-se o músculo imediatamente após o início da fadiga.

Verifica-se que o músculo se contrai vigorosamente.

B) Para provar que o músculo não é o local da fadiga, tomam-se duas preparações nervosas musculares, cruzam-se os nervos e mantém-se um bloco de gelo sobre uma das preparações nervosas musculares, impedindo assim a transmissão do impulso nervoso. Ambas as preparações são estimuladas até que a fadiga se instale numa das preparações. Retira-se o bloco de gelo e estimula-se o nervo; o músculo contrai-se, o que prova que o nervo não é o local da fadiga.

Que.5. Qual é o primeiro local de fadiga num animal intacto?

Junção Neuromuscular

Que.6. Quais são as condições que aceleram o aparecimento da fadiga?

Resp. Com a estimulação subsequente da preparação muscular, ocorrem as seguintes alterações

11. A altura da contração diminui
12. O relaxamento é inadequado e incompleto
13. Os períodos de latência, contração e relaxamento aumentam de duração.

MEDIÇÃO DA VELOCIDADE DE CONDUÇÃO NERVOSA

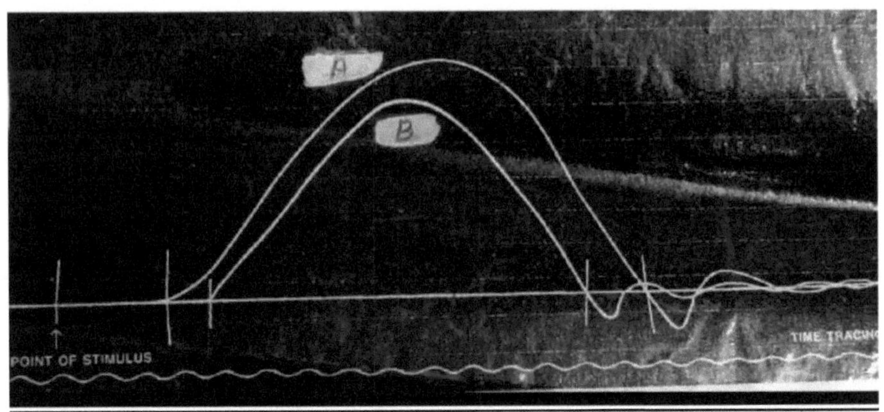

A: Extremidade muscular

B: Extremidade Vertebral

Velocidade= $\dfrac{\textbf{Distância entre os eléctrodos de estimulação e de registo}}{\textbf{Diferença entre períodos latentes}}$

Que.1. Um quimógrafo pode registar sinais bioeléctricos? Justifique.

Resp. Não, o quimógrafo não pode ser utilizado para registar os sinais bioeléctricos, uma vez que não possui um estimulador elétrico para os registar.

.2. Que tipo de contração muscular foi demonstrada - isotónica ou isométrica?

Resp. O tipo de contração isotónica foi demonstrado na experiência.

Que.3 Explique por que razão a maioria das experiências utiliza estímulos máximos.

Resp. A utilização de estímulos máximos permite-nos saber se todas as unidades motoras foram activadas simultaneamente.

Que.4. A fibra muscular esquelética obedece à lei do Tudo ou Nada? Explique.

Resp. Sim, a fibra muscular esquelética obedece à Lei do Tudo ou Nada, mas só é válida se as condições ambientais, como a temperatura e o pH, forem constantes.

Que.5 Quais são as causas do período de latência de uma contração muscular?

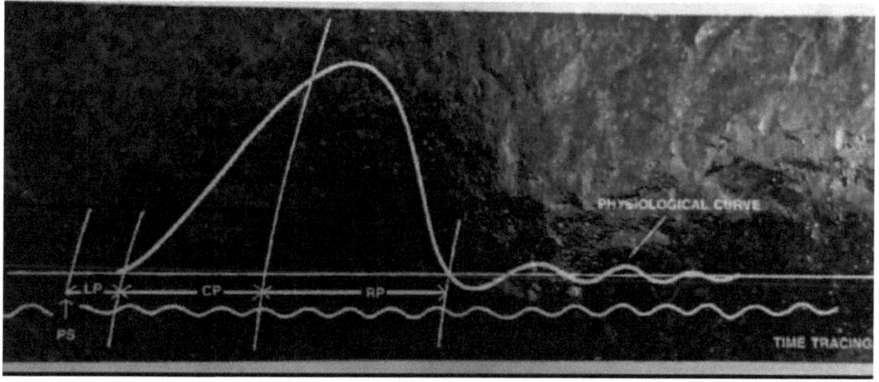

Ans. O período latente (L.P.) de uma contração muscular depende de

6. Condução do impulso ao longo do nervo
7. Transmissão neuro-muscular
8. Acoplamento excitação-contração
9. Alongamento dos elementos de série, nomeadamente dos tendões
10. Inércia da alavanca de registo.

Que.6. O registo dos períodos de contração e de relaxamento da contração muscular ajuda a classificar o músculo esquelético. Explicar.

Resp. Os períodos de contração e relaxamento da contração muscular ajudam a classificar o músculo esquelético como

h. Contração muscular isotónica

i. Contração muscular isométrica

Isotonic contraction	Isometric contraction
2. When the muscle shortens in length but the tension in the muscle remains constant.	vi)When the muscle length is not affected but the tension in the muscle changes.
vii) External work is done.	2.External work is not done.
viii) Not much of heat is produced.	3.Greater amount of heat is produced.
ix)It requires much sliding over of filaments actin-myosin.	4.It does not require much sliding over of the filaments.
x) LP,CP and RP are of shorter duration.	5.LP,CP and RP; all are of longer duration.

Que.7 A temperatura afecta de forma diferente a contração isotónica e a contração isométrica. Explicar.

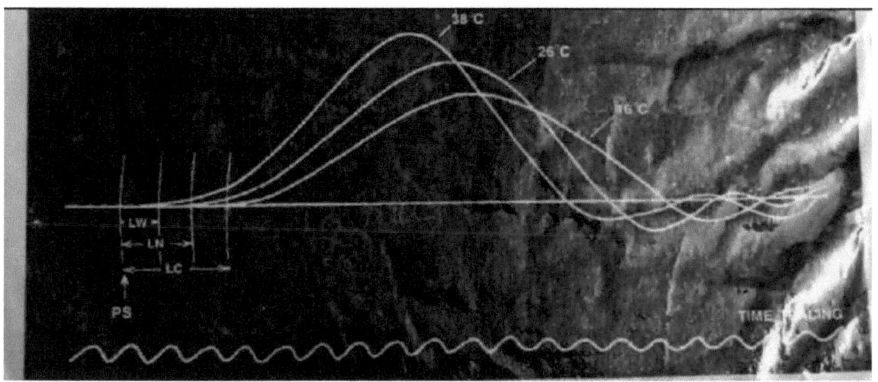

Resp. 1. A solução de ringer frio diminui a temperatura do músculo, aumentando assim a viscosidade e retardando alguns processos metabólicos. Por conseguinte, a despolarização é lenta, o que resulta numa diminuição da velocidade de resposta.

3. A solução de ringer quente aumenta a temperatura do músculo, reduzindo assim a sua inércia e os atrasos sinápticos são minimizados.

Que.8 Que tipo de somatório lhe foi demonstrado: espacial ou temporal?

Soma temporal

Que.9. O somatório da contração muscular está associado ao somatório dos eventos eléctricos subjacentes? Sugira uma experiência que permita responder a esta questão.

Resp. Sim, o somatório da contração muscular está associado ao somatório dos eventos eléctricos subjacentes, porque quando o segundo estímulo é dado, todos os factores subjacentes ao fenómeno dos efeitos benéficos já estão tratados e, por isso, a resposta registada é mais forte.

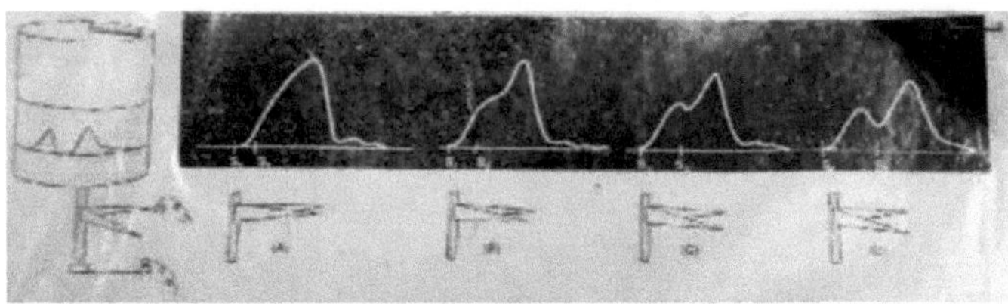

Exemplo:- Se um músculo esquelético recebe dois estímulos sucessivos de força máxima, a resposta ao segundo estímulo depende do tempo que decorre após o primeiro estímulo. Obtêm-se os seguintes resultados

. Se o segundo estímulo ocorrer durante o período de latência do músculo, a chegada do impulso nervoso não produz qualquer resposta adicional. Diz-se que o músculo é completamente refratário [não responde]

. Se for aplicado mais tarde, dá-se uma segunda resposta muscular que leva a um maior desenvolvimento da tensão [somatório dos efeitos], independentemente da fase do ciclo muscular em que o estímulo é aplicado.

Que.10. Observa-se a somatização da contração muscular quando o segundo estímulo incide no período latente tardio mas não no período latente precoce da primeira contração. Explique porquê.

Resp. A tensão resultante do segundo estímulo aplicado sucessivamente em intervalos adequados é considerada maior do que a do primeiro estímulo. Este fenómeno é conhecido como efeito benéfico porque o segundo estímulo é beneficiado pelas alterações produzidas no músculo devido ao primeiro estímulo. As razões importantes subjacentes a este fenómeno são

a) Libertação de mais iões de cálcio do retículo sarcoplasmático b) Aumento da temperatura do músculo
c) Diminuição da viscosidade interna e da resistência do músculo [elemento elástico em série já esticado]
d) Diminuição da inércia do aparelho de controlo.

Que.11. Existe alguma forma de prever a frequência mínima de tetanização de um músculo? O que é mais fácil de tetanizar - músculo esquelético vermelho ou branco? Os músculos lisos e cardíacos também podem ser tetanizados?

Resp. A frequência de estimulação na qual a soma da contração ocorrerá é determinada pela duração do período de contração. Por exemplo, se a duração do período de contração for de 10 mseg, uma frequência superior a 1/10 mseg, ou seja, 100 mseg, provocará a soma. As fibras musculares esqueléticas brancas são mais fáceis de tetanizar, uma vez que são fibras de condução rápida. Os músculos lisos e cardíacos não podem ser tetanizados porque, nestes músculos, a resposta contrátil é superior a metade durante o período refratário absoluto [duração 180-200 mseg], pelo que não é possível a soma da resposta contrátil.

Que.12. As contracções musculares voluntárias são de natureza tetânica?

Resp. Sim, as contracções musculares voluntárias são de natureza titânica.

Que.13. Porque é que a contração tetânica é muito mais forte do que uma contração simples?

Resp. A contração tetânica é muito maior do que uma única contração muscular porque é produzida por uma estimulação máxima rapidamente repetida durante a fase de contração e antes de ocorrer qualquer relaxamento, as respostas individuais fundem-se numa contração contínua.

Que.14. Porque é que a contração de um músculo em carga livre é maior do que uma contração em carga posterior, mesmo quando as cargas são iguais? Existe uma carga óptima para um músculo?

Resp. Isto porque quando uma fibra muscular se contrai, a tensão é desenvolvida e, por conseguinte, a produção de trabalho é proporcional ao número de ligações cruzadas entre as moléculas de actina e miosina. Assim, quando a carga é aumentada, o músculo é esticado ainda mais, o que leva a uma diminuição do número de ligações cruzadas e, por conseguinte, a produção de trabalho diminui.

Que.15. Porque é que o resto da contração ocorre num músculo fatigado?

Resp. O resto da contração ocorre no músculo em fadiga à medida que a linha de base aumenta devido a um relaxamento incompleto do músculo após a depleção de ATP.

Que.16. Quais são os possíveis locais de fadiga numa preparação muscular nervosa? O nervo é infatigável? Qual é o primeiro local de fadiga nestas experiências?

Resp. Os possíveis locais de fadiga são a junção neuromuscular, a sinapse no cérebro, etc. Sim, o nervo é infatigável. Normalmente, o local de fadiga nestas experiências é a junção neuromuscular.

Que.17. Quais são as diferenças entre contracções com carga e contracções sem carga? Dê exemplos destas condições no corpo humano.

Ans.

After loading	Free loading
• It is the condition in which the load starts acting on the muscle after the contraction has begun.	8. It is the condition in which the load acts on the muscle before it begins to contract.
9. The muscle is not stretched by the weight during rest.	2.It keeps the series elastic component of the muscle stretched.
10. It causes complete contraction of the contractile component.	3.It causes partial contraction of the contractile component.
11. The performance of the muscle is poor.	4.The performance of the muscle is better.
e.g. movement of the skeletal muscle while lifting the weights	e.g. movement of skeletal muscle while carrying the weights.

Que.18. Qual é o efeito da carga no período latente da contração muscular?

Resp. 1: A carga prolonga o período latente mas reduz os períodos de contração e de relaxamento.

2. também reduz a altura da contração para que o gráfico possa ser obtido no tambor.

3. Supera a inércia da alavanca.

4. Torna a alavanca horizontal, mantendo o músculo ligeiramente esticado.

Que.19... Qual é a relação entre a carga óptima e a tensão desenvolvida no músculo?

Resp. A carga óptima e a tensão desenvolvida no músculo são diretamente proporcionais uma à outra.

Bibliografia

1. A. K. Jain, Manual of practical physiology for MBBS, 4ª edição, Arya publications
2. C. L. Ghai, A textbook of practical physiology, 2005, publicações JAYPEE
3. Varun Malhotra, OP Tandon. Manual de Fisiologia Prática. Pee Pee Publishers
4. Varun Malhotra, Kshitiz. Perguntas e respostas em fisiologia. Publicações JAYPEE
5. Varun Malhotra, Mónica Malhotra. MCQs em Fisiologia com respostas explicativas. Publicações JAYPEE
6. Varun Malhotra, Shobitha Ananth-Narayan, Monica Malhotra. Fisiologia Clínica Aplicada Publicações Lambert

Agradecimentos

Gostaríamos de colocar este livro aos pés de lótus do nosso Guru-Sri Sri Paramhansa Yogananda, cuja poeira dos seus pés de lótus pode nos libertar do oceano da ilusão.

Obrigado aos nossos pais, que são o nosso Deus na terra. O amor protetor do pai e o amor incondicional da mãe ajudaram-nos a realizar os nossos objectivos académicos. Estou-lhes grato.

Os nossos amigos Dr. Om Prakash e Jai Prakash Jha, que ajudaram a coordenar o trabalho dos escritores.
Dr. Yogesh Tripathi, Vice-Chanceler, Professor de Fisiologia, Universidade de Santosh, cuja orientação para publicar o livro em linha nos ajudou. Dr. PS Dhot, Reitor, Faculdade de Medicina de Santosh, cujas bênçãos e encorajamento nos deram uma direção. A sua abordagem a nível macro e as suas sugestões inestimáveis ajudaram-nos a ultrapassar cenários de indecisão.

Os nossos alunos são a motivação para a publicação deste livro.
Gostaríamos de mostrar a nossa gratidão à Olga da Lambert Publications pelos seus conselhos e pela sua abordagem muito profissional que nos ajudou.

Informações de contacto

Correio eletrónico id:malhotravarundr@gmail.com
Viver a vida withjoy@yahoo.co .in
shivanigupta5108@gmail.com

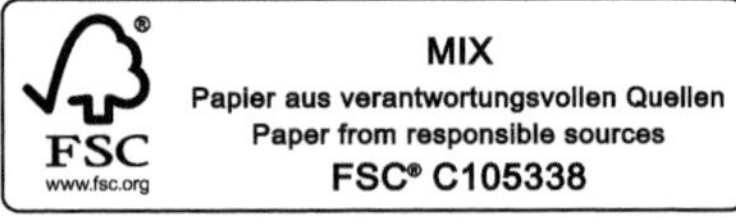

Printed by Books on Demand GmbH, Norderstedt / Germany